XINXING GUANZHUANG BINGDU GANRAN FANGHU DUBEN

新型冠状病毒感染防护读本

王忠东 孙海燕 / 主编

U0219357

青岛出版社
QINGDAO PUBLISHING HOUSE

图书在版编目（CIP）数据

新型冠状病毒感染防护读本 / 王忠东，孙海燕主编
-- 青岛：青岛出版社，2020.2
ISBN 978-7-5552-9032-2

Ⅰ.①新… Ⅱ.①王… ②孙… Ⅲ.①日冕形病毒–
病毒病–肺炎–预防(卫生)–基本知识 Ⅳ.①R563.101

中国版本图书馆CIP数据核字(2020)第025906号

书　　　　名	新型冠状病毒感染防护读本
主　　　　编	王忠东　孙海燕
编　　　　委	宋　颂　薛　白　代晓琦　邹　波　徐长卿
	刘燕然　傅静容　袁　文　王秀彤
出 版 发 行	青岛出版社
社　　　　址	青岛市海尔路182号（266061）
本 社 网 址	http://www.qdpub.com
邮 购 电 话	13335059110　0532-68068026
责 任 编 辑	刘晓艳　付　刚　徐　瑛　袁　贞　王秀辉
封 面 设 计	张　骏
版 式 设 计	丁文娟
插 图 排 版	杨晓雯
印　　　　刷	青岛乐喜力科技发展有限公司
出 版 日 期	2020年2月第1版　2020年2月第1次印刷
开　　　　本	32开（889mm×1194mm）
印　　　　张	2.5
字　　　　数	35千
图　　　　数	36
书　　　　号	ISBN 978-7-5552-9032-2
定　　　　价	12.00元

编校印装质量、盗版监督服务电话：4006532017　0532-68068638

上架建议：大众健康类

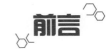

前言

抗击疫情，刻不容缓！

新型冠状病毒肺炎疫情发生以来，中共中央总书记、国家主席、中央军委主席习近平非常关心疫情的发展和患者的救治情况，多次做出重要指示和批示，强调在当前防控新型冠状病毒肺炎的严峻斗争中，各级党组织和广大党员干部必须牢记人民利益高于一切，不忘初心、牢记使命，团结带领广大人民群众坚决贯彻落实党中央的决策部署，全面贯彻坚定信心、同舟共济、科学防治、精准施策的要求，让党旗在防控疫情斗争的第一线高高飘扬。

新型冠状病毒肺炎疫情给人民健康带来了严重威胁，有效地进行预防和控制，需要科学知识的支撑和公众的参与。新型冠状病毒究竟是什么？可能的传播途径有哪些？冠状病毒感染后有什么症状？怎样进行有效的自我防护？哪些谣言和防护误区一定要避开？……

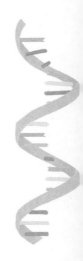

人民群众的生命安全和身体健康高于一切！生命重于泰山，疫情就是命令，防控就是责任。为切实把党中央的决策部署落到实处，促进大众增强自我防护，从而坚决打赢疫情防控阻击战，青岛出版集团在时间紧、要求高、专业性强的情况下，组织专业人员编写并出版了这本《新型冠状病毒感染防护读本》。

本书是应对新型冠状病毒感染的防护手册，包括基础知识篇、症状与诊断篇、防护篇、心理调护篇、常见误区篇等，以问答的形式，详细介绍了该病的可能传播途径、临床表现、个人防护措施、公共场所注意事项及防治误区等内容，对科学防控疫情、普及新型冠状病毒肺炎的相关知识有较强的指导意义。

　　本书参考了当前大量的国内外最新资料，言简意赅、通俗易懂，是帮助老百姓做好防护的科学读本。希望本书能在新型冠状病毒肺炎的疫情防控工作中起到动员社会力量、传播科学知识、提升防控疫情能力的积极作用。

　　本书中涉及的具体标准以2020年2月4日国家卫生健康委员会办公厅、国家中医药管理局办公室联合印发的《新型冠状病毒感染的肺炎诊疗方案（试行第五版）》为依据，随着疫情形势的发展和对疾病的进一步认识，部分内容可能需要进一步修订，如有更新我们也会尽快随之更新版本。另外，由于编写时间仓促，如有不当之处，请予指正。

　　目前我们正在同新型冠状病毒肺炎疫情这一突发性重大灾害进行着艰苦、顽强的斗争。我们坚信，在党中央、国务院的坚强领导下，各级政府全面动员、全面部署、全面加强工作，全国人民万众一心、众志成城、科学防控，一定能打赢这场疫情防控阻击战。

目录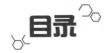

一、基础知识篇

二、症状与诊断篇

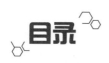

目录

三、防护篇

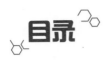

目录

四、心理调护篇

目录

五、常见误区篇

一、基础知识篇

1. 什么是冠状病毒?

冠状病毒是自然界广泛存在的一大类病毒,因该病毒形态在电镜下观察类似王冠而得名。冠状病毒属于套式病毒目、冠状病毒科、冠状病毒属,是目前已知 RNA(核糖核酸)病毒中基因组最大的病毒。目前为止发现,冠状病毒仅感染脊椎动物,可引起人和动物呼吸道、消化道和神经系统疾病。

知识链接

1937 年,冠状病毒首次从一种鸟类传染性支气管炎病毒中被分离出来,这种病毒直径为 60~200nm,呈球形或椭圆形,具有多形性,能够严重危害家禽种群。到目前为止,科学家们发现了约 15 种不同的冠状病毒。

人类冠状病毒于 20 世纪 60 年代首次在普通感冒患者的鼻子中被发现。在电子显微镜下可观察到病毒的外表有包膜,包膜上存在凸起,整个病毒像日冕,不同冠状病毒的凸起有明显的差异;病毒内部是正链单股 RNA(核糖核酸),其复制能力强,又因为是单股的 RNA,结构不稳定,复制过程中容易发生变异。

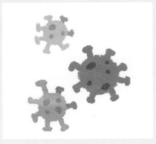

2. 冠状病毒和动物有什么关系？

许多人的病毒其实是来自于动物的病毒，动物病毒发生突变之后，就可能感染人，在人体内复制并在人群中传播。动物冠状病毒主要包括哺乳动物冠状病毒和禽冠状病毒。哺乳动物冠状病毒主要为 α、β 属冠状病毒，可感染犬、猫、鼠、猪、牛、马、蝙蝠等多种动物。禽冠状病毒主要来源于 γ、δ 属冠状病毒，可感染鸡、鸭、鹅、鸽子、麻雀等禽鸟类。

3. 冠状病毒的理化特性是什么？

人冠状病毒对紫外线和热敏感，在 −60℃ 环境中可保存数年，但随着温度升高，病毒的抵抗力下降，在 56℃ 环境下 30 分钟可有效灭活冠状病毒。人冠状病毒不耐酸、不耐碱，病毒复制的最适宜 pH 值为 7.2。

乙醚、75% 乙醇、氯仿、甲醛、含氯消毒剂、过氧乙酸等脂溶剂可有效灭活病毒，氯己定不能有效灭活病毒。

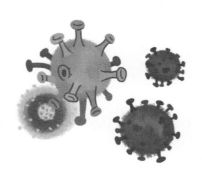

4. 什么是新型冠状病毒?

冠状病毒是一个大型病毒家族，已知可引起感冒，以及中东呼吸综合征（MERS）和严重急性呼吸综合征（SARS，又称传染性非典型肺炎）等较严重疾病。新型冠状病毒是以前从未在人体中发现的冠状病毒新毒株。2019 新型冠状病毒，因 2019 年武汉开始出现的病毒性肺炎病例而被发现，于2020 年 1 月 12 日被世界卫生组织暂命名为"2019-nCoV"。2020 年 2 月 12 日国际病毒分类委员会的冠状病毒研究小组将其正式命名为"SARS-CoV-2"，并认定这种病毒是SARS 冠状病毒的姊妹病毒。

5. 新型冠状病毒与 SARS 冠状病毒、MERS 冠状病毒有何区别?

除 2019 新型冠状病毒外，已知感染人的冠状病毒还有 6种，其中 4 种在人群中较为常见，致病性较低，一般仅引起类似普通感冒的轻微呼吸道症状；另外 2种是我们熟知的 SARS 冠状病毒和 MERS 冠状病

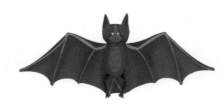

毒。新型冠状病毒属于 β 属的新型冠状病毒，其有包膜，颗粒呈圆形或椭圆形，常为多形性，病毒直径为 60~140nm。新型冠状病毒的基因特征与 SARS 冠状病毒和 MERS 冠状病毒的基因特征有明显区别。目前研究显示，新型冠状病毒与蝙蝠 SARS 样冠状病毒同源性达 85% 以上。

6. 新型冠状病毒有哪些传播途径？

经呼吸道飞沫传播和接触传播是主要的传播途径。前者如患者打喷嚏、咳嗽、说话时产生的飞沫，经直接吸入可导致感染；后者如用接触过病毒的手接触口腔、鼻腔、眼睛等黏膜可导致感染。

患者的飞沫混合在空气中形成气溶胶，以及消化道等传播途径尚待明确。

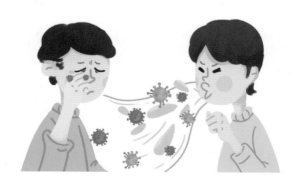

7. 新型冠状病毒离开人体能存活多久?

因为新型冠状病毒是一种新发现的病毒,我们对它的了解不是很全面,所以目前还没有这方面的权威研究数据。但是,新型冠状病毒与SARS病毒是姊妹病毒,在遗传上高度相关,我们可以用SARS病毒的一些相关研究成果作为参考。

(1)SARS病毒在不具有吸水性的物品表面,存活时间为48小时左右;

(2)SARS病毒在具有吸水性的物品表面,存活时间为6小时左右;

(3)SARS病毒在自来水中存活能力较强,可以超过48小时。

这说明SARS病毒具有不耐干燥的特性。不同的湿度环境,它的存活时间不同。在干燥状态下,SARS病毒的存活时间不超过48小时。这样参考SARS病毒的数据推论,新型冠状病毒在电梯按键、门把手等部位的存活时间大概为48小时。

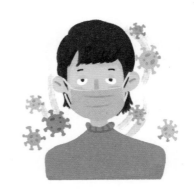

8. 什么是新型冠状病毒肺炎?

新型冠状病毒肺炎是由新型冠状病毒感染导致的,目前简称"新冠肺炎",2020 年 2 月 11 日,世界卫生组织将其正式命名为"COVID-19"。国家卫健委已发布 1 号公告,将新型冠状病毒肺炎纳入传染病防治法规定的乙类传染病,但采取甲类传染病的预防、控制措施,同时将其纳入检疫传染病管理。

知识链接

《中华人民共和国传染病防治法》将传染病分为甲类、乙类和丙类。

甲类传染病是指鼠疫、霍乱。

乙类传染病是指新型冠状病毒肺炎、传染性非典型肺炎、艾滋病、病毒性肝炎、脊髓灰质炎、人感染高致病性禽流感、麻疹、流行性出血热、狂犬病、流行性乙型脑炎、登革热、炭疽、细菌性或阿米巴性痢疾、肺结核、伤寒和副伤寒、流行性脑脊髓膜炎、百日咳、白喉、新生儿破伤风、猩红热、布鲁氏菌病、淋病、梅毒、钩端螺旋体病、血吸虫病、疟疾。

丙类传染病是指流行性感冒、流行性腮腺炎、风疹、急性出血性结膜炎、麻风病、流行性和地方性斑疹伤寒、黑热病、包虫病、丝虫病,以及除霍乱、细菌性和阿米巴性痢疾、伤寒和副伤寒以外的感染性腹泻病。

9. 中医如何认识新型冠状病毒肺炎？

　　《新型冠状病毒感染的肺炎诊疗方案（试行第五版）》中的中医治疗方案把新型冠状病毒肺炎归属于"疫病"范畴，其病因为"感受疫戾之气"。更准确地说，新型冠状病毒肺炎当属寒湿（瘟）疫，为感受寒湿疫毒而发病。

　　各地医疗机构可根据病情、当地气候特点以及个人体质等情况，参照《新型冠状病毒感染的肺炎诊疗方案》中的中医治疗方案进行具体的选方用药。

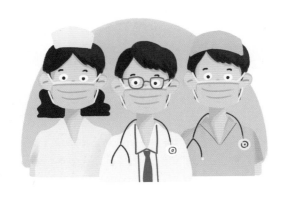

二、症状与诊断篇

1. 新型冠状病毒感染的症状有哪些？

基于目前的流行病学调查，新型冠状病毒感染的潜伏期为 1~14 天，多为 3~7 天。

感染新型冠状病毒后，以发热、乏力、干咳为主要表现。少数患者伴有鼻塞、流涕、咽痛和腹泻等症状。轻型患者仅表现为低热、轻微乏力等，无肺炎表现。重症患者多在发病 1 周后出现呼吸困难和 / 或低氧血症，严重者快速进展为急性呼吸窘迫综合征、脓毒症休克、难以纠正的代谢性酸中毒和凝血功能障碍。值得注意的是，重症、危重症患者病程中可为中低热，甚至无明显发热。

除了以上发病症状，少数患者可能发病症状"不典型"，例如：

（1）首发表现为消化系统症状：如纳食差、乏力、恶心、呕吐、腹泻等。

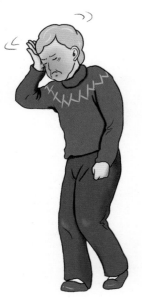

（2）首发表现为神经系统症状：如头痛等。

（3）首发表现为心血管系统症状：如心慌、胸闷等。

（4）首发表现为眼部症状：如结膜炎。

（5）可有四肢或腰背部肌肉酸痛。

2. 新型冠状病毒感染引起的症状与 SARS、流感、普通感冒的症状有何区别？

　　根据现有临床病例来看，新型冠状病毒感染以发热、乏力、干咳等为主要表现，少数患者可伴有鼻塞、流涕、咳痰等上呼吸道症状，以及腹泻等消化道症状。部分患者在 1 周后症状加重，出现呼吸困难等肺炎症状，并出现其他并发症；轻型患者仅表现为低热、轻微乏力等，无肺炎表现。少数感染者无明显临床症状，仅新型冠状病毒检测阳性。

　　新型冠状病毒感染引起的重症病例症状与 SARS 类似。

　　流感的主要症状为发热、咳嗽、头痛、咽痛、全身肌肉关节酸痛、全身不适等，体温可达 39~40℃，可伴有畏寒、寒战、食欲减退、干咳、鼻塞、流涕、胸骨后不适等。部分患者以呕吐、腹痛、腹泻等消化道症状为主。无并发症者病程呈自限性，多于发病 3~4 天后高热逐渐消退，全身症状好转，但咳嗽、体力恢复一般需 1~2 周。流感最常见的并发症是肺炎，其他并发症可见神经系统损伤、心脏损害、横纹肌溶解综合征、

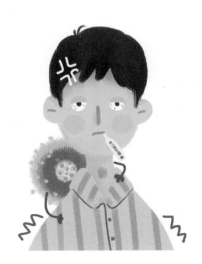

肌炎和脓毒症休克等。

　　普通感冒的症状为鼻塞、流鼻涕、发热等，多数患者症状较轻，一般不引起肺炎。

3. 哪些人是新型冠状病毒感染的可疑暴露者？

　　新型冠状病毒感染的可疑暴露者是指暴露于新型冠状病毒检测阳性的患者、野生动物、物品和环境，且暴露时未采取有效防护的加工、售卖、搬运、配送或管理等人员。

4. 哪类人群容易感染新型冠状病毒？

　　人群普遍易感。新型冠状病毒肺炎是一种全新的冠状病毒感染的肺炎，人群对新型冠状病毒普遍缺乏免疫力，该病毒具有人群易感性。

5. 哪些人是新型冠状病毒感染的疑似病例？

　　需要综合下述流行病学史和临床表现综合分析：

　　湖北以外省份：

　　（1）流行病学史

① 发病前 14 天内有武汉市及周边地区，或其他有病例报告社区的旅行史或居住史。

② 发病前 14 天内与新型冠状病毒感染者（是指新型冠状病毒核酸检测阳性者）有接触史。

③ 发病前 14 天内曾经接触过来自武汉市及周边地区，或来自有病例报告社区的发热或有呼吸道症状的患者。

④ 聚集性发病。

（2）临床表现

① 有发热和 / 或呼吸道症状，如干咳等。

② 具有肺炎的影像学特征，即早期呈现多发的小斑片影及间质改变，以肺外带明显。进而发展为双肺多发的磨玻璃影、浸润影，严重者可出现肺实变，胸腔积液较少见。

③ 发病早期查外周血提示白细胞总数正常或降低，或淋巴细胞计数减少。

有流行病学史中的任何一条，且符合临床表现中任意 2 条者，即为疑似病例。无明确流行病学史的，符合临床表现中的 3 条，也为疑似病例。

湖北省：

（1）流行病学史

① 发病前 14 天内有武汉市及周边地区，或其他有病例报告社区的旅行史或居住史。

② 发病前 14 天内与新型冠状病毒感染者（是指新型冠状病毒核酸检测阳性者）有接触史。

③ 发病前 14 天内曾经接触过来自武汉市及周边地区，或来自有病例报告社区的发热或有呼吸道症状的患者。

④ 聚集性发病。

（2）临床表现

① 有发热和 / 或呼吸道症状，如干咳等。

② 发病早期查外周血提示白细胞总数正常或降低，或淋巴细胞计数减少。

有流行病学史中的任何一条或无流行病学史，且同时符合临床表现中的 2 条者，即为疑似病例。

6. 如何确诊新型冠状病毒感染？

湖北省以外省份：

疑似病例，具备以下病原学证据之一者：

（1）呼吸道标本或血液标本实时荧光 RT-PCR（逆转录 - 聚合酶链式反应）检测新型冠状病毒核酸阳性；

（2）呼吸道标本或血液标本病毒基因测序，与已知的新型冠状病毒高度同源。

湖北省：

临床诊断病例（疑似病例具有肺炎影像学特征者）或疑似病例，具备以下病原学证据之一者：

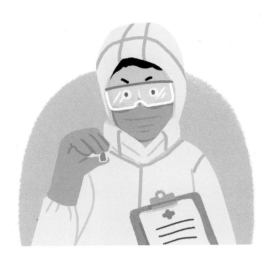

（1）呼吸道标本或血液标本实时荧光 RT-PCR 检测新型冠状病毒核酸阳性；

（2）呼吸道标本或血液标本病毒基因测序，与已知的新型冠状病毒高度同源。

7. 新型冠状病毒感染的临床分型有哪些?

（1）轻型

临床症状轻微，影像学未见肺炎表现。

（2）普通型

具有发热、呼吸道等症状，影像学可见肺炎表现。

（3）重型

符合下列任何一条：

① 呼吸窘迫，RR（呼吸频率）≥ 30 次 / 分；

② 静息状态下，指氧饱和度 ≤ 93%；

③ 动脉血氧分压（PaO_2）/ 吸氧浓度（FiO_2）≤ 300mmHg（1mmHg=0.133kPa）。

（4）危重型

符合以下情况之一者：

① 出现呼吸衰竭，且需要机械通气；

② 出现休克；

③ 合并其他器官功能衰竭需 ICU（重症监护室）监护治疗。

8. 判定新型冠状病毒感染患者密切接触者的标准是什么？

密切接触者指与疑似病例、确诊病例、轻型病例发病后、无症状感染者病毒检测阳性后，有如下接触情形之一，但未采取有效防护措施者：

（1）共同居住、学习、工作，或有其他密切接触的人员。

（2）乘坐同一交通工具并有近距离接触的人员。

（3）诊疗、护理、探视病例的医护人员、家属，或其他有类似近距离接触的人员。

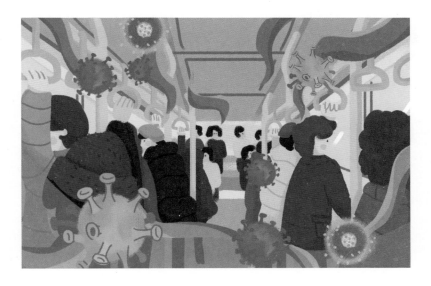

（4）现场调查人员调查后经评估认为符合其他与密切接触者接触的人员。

9. 与新型冠状病毒感染病例密切接触者应该怎么办？

目前对与新型冠状病毒感染者密切接触者实施居家或集中隔离医学观察，这是一种对公众健康安全负责任的态度，也是国际社会通行的做法。医学观察期间指定的医疗卫生机构人员每天至少对密切接触者测定 2 次体温，并询问其健康状况，如果密切接触者出现任何症状要及时向卫生健康部门报告，并送定点医疗机构诊治。基于目前对新型冠状病毒感染的认识，参考其他冠状病毒所致疾病的潜伏期，结合新型冠状病毒肺炎病例相关信息和当前防控实际情况，将密切接触者医学观察期定为 14 天，并对密切接触者进行居家或集中医学观察。

10. 出现哪些症状需要就医？

很多呼吸系统疾病会出现发热、咳嗽、乏力等症状，是否为新型冠状病毒感染所致，需要医生根据临床表现和病毒检测情况确定。如果近期出现发热、乏力、干咳或咳痰、气促、鼻塞、流涕、腹泻、眼结膜充血等症状，不要恐慌，请及时就医检查。

11. 怀疑自己感染了新型冠状病毒怎么办？

如果自己出现可疑症状，怀疑感染了新型冠状病毒，不要去上班或上学，首先要做好防护措施，不要前往人群密集的地方，戴上医用外科口罩，或 KN95/N95 口罩，与家人保持适当的距离（建议 1 米以上），注意居室通风，注意个人卫生。注意监测体温，并尽快到就近的定点救治医院发热门诊就诊。尽量避免乘坐地铁、公交车等交通工具，就诊时主动告诉医生是否去过疾病流行地区，以及与他人接触的情况，配合医生开展检查诊治。

12. 怀疑周围的人感染了新型冠状病毒怎么办？

如果怀疑周围的人感染了新型冠状病毒，首先要自己佩戴口罩，与其保持适当的距离。同时，建议对方戴好口罩并及时前往就近的定点救治医院发热门诊接受诊治。

13. 目前针对新型冠状病毒肺炎有无特效药物和疫苗？

目前尚无治疗新型冠状病毒感染的特效药，专家们正在不断筛选对新型冠状病毒肺炎有效的药物，国家也正在组织专家进行新药和疫苗的研发。

14. 目前新型冠状病毒肺炎解除隔离和出院标准是什么？

按照《新型冠状病毒感染的肺炎诊疗方案（试行第五版）》解除隔离和出院标准：体温恢复正常3天以上、呼吸道症状明显好转，肺部影像学显示炎症明显吸收，连续两次呼吸道病原核酸检测阴性（采样时间间隔至少1天）。具备以上标准可解除隔离，出院，或根据病情转至相应科室治疗其他疾病。

15. 新型冠状病毒肺炎可以治愈吗？

从目前收治的病例情况来看，大多数患者预后良好，少数患者病情危重。老年人和有慢性基础疾病者预后较差。儿童病例症状相对较轻。

同大多数病毒感染一样，新型冠状病毒肺炎也是自限性疾病，即依靠机体的免疫力杀灭病毒，尚未发现患者痊愈后病毒在体内长期存活的情况，但也不能掉以轻心。如果不幸被传染了，就要及时报告，积极配合治疗，绝大多数患者能最终痊愈。

三、防护篇

1. 新型冠状病毒感染的日常防护有哪些？

（1）减少外出活动

① 避免去疾病正在流行的地区。

② 疾病流行期间减少走亲访友和聚餐，尽量在家休息。

③ 减少到人员密集的公共场所活动，尤其是空气流动性差的地方，例如公共浴池、温泉、影院、网吧、KTV（卡拉OK）室、商场、车站、机场、码头、展览馆等。

（2）做好个人防护和手部卫生

① 外出佩戴口罩。外出前往公共场所、就医和乘坐公共交通工具时，佩戴医用外科口罩或 KN95/N95 口罩。

② 随时保持手部卫生。减少接触公共场所的公共物品和部位；从公共场所返回、咳嗽手捂之后、饭前、便后，用洗手液或肥皂流水洗手，或者使用含酒精成分的免洗洗手液擦手；不确定手是否清洁时，避免用手接触口鼻眼；打喷嚏或咳嗽时，用手肘处衣服遮住口鼻。

（3）保持良好的卫生和健康习惯

① 居室勤开窗，经常通风。

② 家庭成员不共用毛巾，保持家居、餐具清洁，勤晒衣被。

③ 不随地吐痰，口鼻分泌物用纸巾包好，弃置于有盖垃圾箱内。

④ 不要接触、购买和食用野生动物；尽量避免前往售卖活体动物（禽类、海产品、野生动物等）的市场。

⑤ 家庭备置体温计、医用外科口罩或 KN95/N95 口罩、家庭消毒用品等物资。

2. 如何选择和使用口罩？

口罩是预防呼吸道传染病的重要防线，可以降低新型冠状病毒感染的风险。口罩不仅可以防止病人喷射飞沫，降低飞沫量和喷射速度，还可以阻挡含病毒的飞沫核，防止佩戴者吸入。根据目前对该疾病的认识，国家卫生健康委员会就如何正确使用口罩制定了指南。

佩戴原则

基本原则是科学合理佩戴，规范使用，有效防护。具体如下：

（1）非疫区，在空旷且通风的场所如公园、广场等，以及在家庭成员都很健康的居室内，不需要佩戴口罩。进入人员密集或密闭的公共场所需要佩戴口罩。

（2）在疫情高发地区空旷且通风场所建议佩戴一次性医用口罩；进入人员密集或密闭公共场所佩戴医用外科口罩或颗粒物防护口罩。

（3）有疑似症状到医院就诊时，需佩戴不含呼气阀的颗粒物防护口罩或医用防护口罩。

（4）有呼吸道基础疾病的患者需在医生指导下使用防护口罩。年龄极小的婴幼儿不能戴口罩，易引起窒息。

（5）棉纱口罩、海绵口罩和活性炭口罩对预防新型冠状病毒感染无保护作用。

推荐的口罩类型及使用对象

（1）一次性医用口罩：推荐公众在非人员密集的公共场所使用。

（2）医用外科口罩：防护效果优于一次性医用口罩，推荐疑似病例、公共交通司乘人员、出租车司机、环卫工人、公共场所服务人员等在岗期间佩戴。

（3）KN95/N95及以上颗粒物防护口罩：防护效果优于医用外科口罩、一次性医用口罩，推荐现场调查、采样和检测人员使用，公众在人员高度密集场所或密闭公共场所也可佩戴。

（4）医用防护口罩：推荐发热门诊、隔离病房医护人员及确诊患者转移时佩戴。

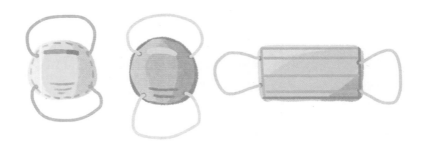

使用后口罩处理原则

（1）健康人群佩戴过的口罩，没有新型冠状病毒传播的风险，一般在口罩变形、弄湿或弄脏导致防护性能降低时更换。健康人群使用后的口罩，按照生活垃圾分类的要求处理即可。

（2）疑似病例或确诊患者佩戴的口罩，不可随意丢弃，应视作医疗废弃物，严格按照医疗废弃物有关流程处理，不得进入流通市场。

儿童佩戴口罩的标准与注意事项

建议儿童选用符合国家标准 GB2626-2006 KN95，并标注儿童或青少年颗粒物防护口罩的产品。儿童使用口罩需注意以下事项：

（1）儿童在佩戴前，需在家长帮助下，认真阅读并正确理解使用说明，以掌握正确使用呼吸防护用品的方法。

（2）家长应随时关注儿童佩戴口罩的情况，如儿童在佩戴口罩的过程中感觉不适，应及时调整或停止使用。

（3）因儿童脸型较小，与成人口罩边缘无法充分密合，不建议儿童佩戴具有密合性要求的成人口罩。

3. 如何正确佩戴医用外科口罩？

（1）戴口罩前记得洗手，在戴口罩的时候不要用手去碰口罩内侧，尽量让里面保持干净。

（2）鼻夹侧朝上，褶皱朝下，深色面朝外。

（3）上下拉开褶皱，使口罩覆盖口、鼻、下巴。

（4）将双手指尖沿着鼻梁金属条，由中间至两边，慢慢向内按压，直至紧贴鼻梁。

（5）适当调整口罩，使口罩周边充分贴合面部。

（6）需要特别注意的是，戴好后千万不能用手挤压口罩，如果挤压口罩，就可能使病原体向口罩内层渗透，减弱防护效果。

（7）口罩变湿或沾到分泌物时要及时更换。

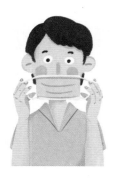 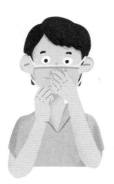 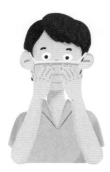

4. 你知道七步洗手法吗?

第 1 步:流水湿润双手,涂抹洗手液(或肥皂),掌心相对,手指并拢相互揉搓。

第 2 步:手心对手背沿指缝相互揉搓,双手交换进行。

第 3 步:掌心相对,双手交叉沿指缝相互揉搓。

第 4 步:一手握另一手指背稍弯曲呈弓状揉搓,双手交换进行。

第 5 步:一手握另一手大拇指旋转揉搓,双手交换进行。

第 6 步:一手指尖合拢在另一手掌心旋转揉搓,双手交换进行。

第 7 步:旋转式揉搓手腕,双手交换进行。

注意事项:

①尽可能使用专业的洗手液,若没有,也可使用肥皂;

②使用流动的清水;

③每步至少来回搓洗 5 次,稍加用力;

④使用干净、消毒的毛巾擦手。

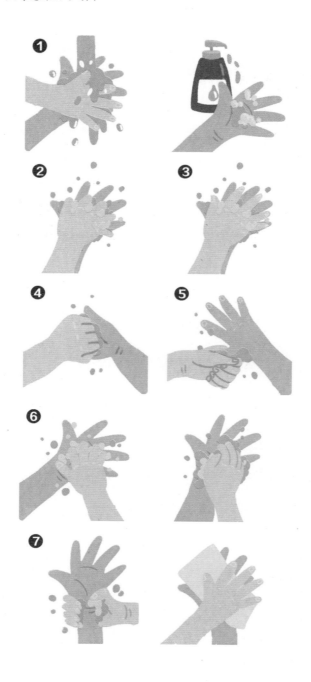

5. 如何进行有效的室内通风？

开窗通风是改善室内环境质量的常用方法。在使用开窗通风方法改善室内环境质量的时候，应注意以下几点：

（1）注意通风时间。每天通风 3 次，每次 15~30 分钟。城市居民通风换气时间最好在上午 9 点到 11 点，下午 1 点到 4 点，或者晚上 7 点到 10 点。

（2）雾霾天气和沙尘天气不宜通风换气。

（3）城市空气质量低于"优"和"良"的情况下，要减少通风换气的次数和时间。

（4）注意在中午和晚饭时间不要通风换气，防止厨房排放的油烟污染影响室内空气质量。

（5）开窗通风应注意根据不同户型，将窗户全部打开，形成对流以保持室内通风和空气新鲜。

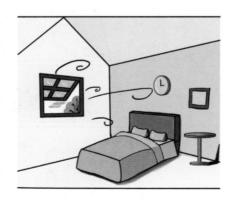

6. 预防病毒感染日常饮食应注意什么？

坚持合理膳食，通过均衡营养提高自身抵抗力。参照中国营养学会发布的《中国居民膳食指南（2016）》，以下建议供参考：

（1）谷薯类食物要保证，每天应摄入 250~400g，包括大米、小麦、玉米、荞麦、红薯、马铃薯等。

（2）优质蛋白质类食物要充足，包括瘦肉类、鱼、虾、蛋等，每日 150~200g 蛋白质食物，奶类、大豆类食物要多选，坚持每天吃一个鸡蛋。

（3）多吃新鲜蔬菜和水果，每天超过 5 种，最好 500g 以上。多选择油菜、菠菜、芹菜、紫甘蓝、胡萝卜、西红柿、橙子、橘子、苹果、猕猴桃等深色蔬果，以及菇类、木耳、海带等菌藻类食物。

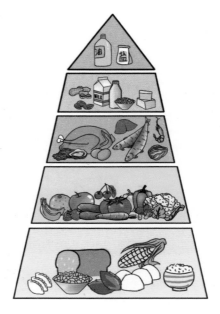

（4）适量增加优质脂肪摄入，包括烹调用富含 n-9 脂肪酸的植物油，和硬果类多油性食品，如花生、核桃等，总脂肪供能比达到膳食总能量的

25%~30%。

（5）保证充足的饮水量，每天1500~2000ml，分多次、少量饮水。可以饮温开水或淡茶水，饭前饭后饮用菜汤、鱼汤、鸡汤等也是不错选择。

（6）不要接触购买和食用野生动物。学会阅读食品标签，合理选择食品。注意厨房食物处理生熟分开，动物食物要烧熟、煮透。家庭用餐，实行分餐制或使用公勺、公筷等措施。禁烟酒，避免辛辣刺激食物。

（7）新鲜蔬菜、水果以及坚果等植物作物中富含B族维生素、维生素C、维生素E等，具有较强的抗氧化、调节免疫作用，应注意补充。也可适量添加营养素补充剂。

（8）大豆及制品、蘑菇类食物、枸杞、黄芪等食物中含有黄酮、甜菜碱等抗氧化物质，瘦肉中含有丰富的蛋白质、左旋肉碱，都有助于增强抵抗力。

（9）食欲较差、进食不足者，应注意补充B族维生素和维生素C、维生素A、维生素D等微量营养素。

（10）不暴饮暴食，控制总能量摄入，保持能量平衡。

7. 预防病毒感染日常起居应注意什么？

受到新型冠状病毒肺炎疫情的影响，居家办公、学习成为普遍现象。从避免疫情扩散的角度来说，这样做十分有意义。不过，这也对我们的日常起居带来了新的影响。那么，我们应该注意些什么呢？

（1）保持充足的睡眠：熬夜会破坏人体的免疫系统，从而使人更容易感染病毒。充足的睡眠可保证醒来时体力恢复、精力充沛。一般成人每天睡眠时间 7 ~ 8 小时，老人也不能低于 6 小时。另外，不要过度睡眠而出现"赖床"的现象，那样同样不利于健康。

（2）不要沉迷于电视和手机：居家生活很可能沉迷于电视和手机。这期间更应该多注意减少每天使用电子产品的时间，增加居家锻炼，每日在家凭窗远眺，放松眼睛。可以趁着假期加强营养，保障睡眠，提高抵抗力。

（3）避免光吃不动：大家待在家中，容易出现光吃不动的现象。应做到吃动平衡，运动时间以 45~60 分钟为宜，每周保持运动 3 次可以起到维持健康的功效，如果能达到 5 次就可以起到促进健康的目的。

8. 如何做好居家消毒？

家还是相对安全的环境，除非家里已经有疑似感染的患者，否则不需要特别消毒。如果实在担心，也可以对家人经常接触的部位，比如手机、门把手、遥控器之类的物品进行消毒。如果物品表面本身比较

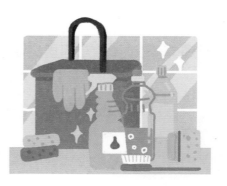

脏，需要先清洁再消毒。

消毒可以用 75% 酒精擦拭，也可以使用稀释的次氯酸钠，也就是我们常见的 84 消毒剂。一般来说，84 消毒剂（或其他含有 5% 次氯酸钠的家用漂白剂）要按照产品说明书上的稀释比例进行配置，配置时记得戴上橡胶手套（厨房手套或医用手套）和口罩，穿上防水围裙，按照产品包装上的说明操作。

特别注意：

84 消毒液禁止与洁厕灵同时使用。因为 84 消毒液中的主要成分次氯酸钠，与洁厕灵的主要成分盐酸混合后会发生化学反应，生成氯气。氯气是一种刺激并损伤呼吸道黏膜的气体，若大量吸入可使人咳嗽、呼吸困难。

地面、玩具、桌面、家具表面等可以用抹布沾取配置好的消毒液进行擦拭，消毒作用时间应不少于 15 分钟，然后再用清水擦拭，去除残留消毒剂。

毛巾、衣物及床上用品可用配置好的消毒液进行浸泡消毒 15 分钟，用清水清洗干净后，再用洗衣液清洗一遍。消毒时应注意含氯消毒剂能够造成衣物脱色。

水杯、餐具可以煮沸 15~30 分钟消毒，也可以使用远红外线消毒碗柜，温度达到 125℃，维持 15 分钟，消毒后温度应降至 40℃以下方可使用。

9．如果你在疾病流行地区居住或旅行过，应该怎么做？

（1）尽快到所在村支部或社区进行登记，减少外出活动，尤其是避免到人员密集的公共场所活动。

（2）从离开疾病流行地区的时间开始，连续 14 天进行自我健康状况监测，每天两次。条件允许时，尽量单独居住或居住在通风良好的单人房间，并尽量减少与家人密切接触。

（3）若出现新型冠状病毒感染可疑症状（包括发热、咳嗽、咽痛、胸闷、呼吸困难、纳食差、乏力、精神稍差、恶心呕吐、腹泻、头痛、心慌、结膜炎、轻度四肢或腰背部肌肉酸痛等），应根据病情，及时到医疗机构就诊。就医途中具体指导建议如下：

① 前往医院的路上，患者应该佩戴医用外科口罩或KN95/N95 口罩。

② 如果可以，应避免乘坐公共交通工具前往医院。乘车时路上打开车窗。

③ 时刻佩戴口罩，随时保持手部卫生。在路上和医院时，尽可能远离其他人（至少 1 米）。

④ 若路途中污染了交通工具，建议使用含氯消毒剂或过氧乙酸消毒剂，对所有被呼吸道分泌物或体液污染的物品表面进行消毒。

10. 因其他疾病需要就医时如何做好防护？

（1）原则上尽可能少去或不去医院，除非必须立即就医的急症、危重症患者。如果必须就医，应就近选择能满足需求的、门诊量较少的医疗机构；如果必须去医院，只做必需的、急需的医疗检查和医疗操作，其他项目和操作尽可能择期补做；如果可以选择就诊科室，尽可能避开发热门诊、急诊等诊室。

（2）若需前往医院，尽可能事先通过网络或电话了解拟就诊医疗机构的情况，做好预约和准备，熟悉医院科室布局和步骤流程，尽可能减少就诊时间。

（3）前往医院的路上和在医院内，患者与陪同家属均应全程佩戴医用外科口罩或 KN95/N95 口罩。

（4）如果可以，应避免乘坐公共交通工具前往医院。

（5）随时保持手部卫生，准备便携含酒精成分的免洗洗手液。

（6）在路上和医院时，人与人之间尽可能保持距离（至少 1 米）。

（7）若路途中污染了交通工具，建议使用含氯消毒剂和过氧乙酸消毒剂，对所有被呼吸道分泌物或体液污染的物品表面进行消毒。

（8）尽量避免用手接触口、眼、鼻，打喷嚏或咳嗽时用纸巾或肘部遮住口、鼻。

（9）接触医院的门把手、门帘、医生白大衣等物品后，尽量使用手部消毒液，如果不能及时手部消毒，不要用手接触口、眼、鼻。

（10）加快医院就诊过程，尽可能减少在医院的停留时间。

（11）患者返家后，立即更换衣服，用流水认真洗手，衣物尽快清洗。

（12）若出现可疑症状（包括发热、咳嗽、咽痛、胸闷、呼吸困难、乏力、恶心呕吐、腹泻、结膜炎、肌肉酸痛等），根据病情及时就诊，并向接诊医师告知过去2周的活动史。

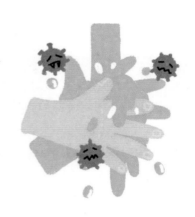

11. 家庭成员出现可疑症状时应怎么做?

每个家庭成员应该主动做好个人与其他家庭成员的健康监测，自觉发热时要主动测量体温。家中有小孩的，要早晚触摸小孩的额头，如有发热要为其测量体温。

若出现新型冠状病毒肺炎可疑症状（包括发热、咳嗽、咽痛、胸闷、呼吸困难、纳食差、乏力、精神稍差、恶心呕吐、腹泻、头痛、心慌、结膜炎、轻度四肢或腰背部肌肉酸痛等），应根据病情及时到医疗机构就诊。并尽量避免乘坐地铁、公共汽车等公共交通工具，避免前往人群密集的场所。

就诊时应主动告诉医生自己的相关疾病流行地区的旅行史或居住史，以及发病后接触过什么人，配合医生开展相关调查。

若家庭中有人被诊断为新型冠状病毒肺炎，其他家庭成员如果经判定为密切接触者，应接受 14 天医学观察。对有症状的家庭成员经常接触的地方和物品要进行消毒。

12. 什么情况下需要居家医学观察？

密切接触者或可疑暴露者必须接受医学观察。对相关人员实行医学观察可以让被观察对象实时关注自己的健康状况，一旦出现发热、咳嗽等异常情况可以及时到医院就诊、排查，及时发现可疑的病例。同时，也减少了观察对象与外界接触的机会，避免相互之间交叉感染，这既是对自己和家人的健康负责，也是对社会、对公众的健康安全负责。

　　医学观察包括居家隔离医学观察和集中隔离医学观察。目前，各地主要采取的是居家隔离医学观察。医学观察期限为被观察对象自最后一次与病例、感染者发生无有效防护的接触后 14 天。观察期满未发病者可恢复正常的学习、工作和生活。

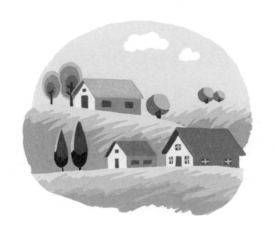

13. 如何做好居家医学观察？

　　即使确认为密切接触者也不必惊慌。在居家医学观察期间，需与社区医学观察人员保持联系，并了解病情观察和护理要点，掌握家庭预防的洗手、通风、防护和消毒措施。具体建议如下：

（1）密切接触者需安置在通风良好的单人房间，拒绝一切探访。

（2）限制密切接触者活动，最小化密切接触者和家庭成员活动的共享区域。确保共享区域（浴室等）通风良好（保持窗户开启）。

（3）家庭成员应住在不同房间，如条件不允许，和密切接触者至少保持 1 米的距离。

（4）其他家庭成员进入密切接触者居住空间时应佩戴口罩，口罩需紧贴面部，在其居住空间中不要触碰和调整口罩。口罩因分泌物变湿、变脏，必须立即更换。离开其居住空间时摘下口罩丢弃在固定的垃圾袋中，并清洗双手。

（5）其他家庭成员与密切接触者有任何直接接触，或离开密切接触者居住的空间后，需清洁双手。准备食物、饭前、便后也均应清洁双手。

（6）使用肥皂和清水洗手后，最好使用一次性擦手纸。

（7）偶然咳嗽或打喷嚏时用来捂住口鼻的材料应丢弃在固定的垃圾袋中，或使用之后正确清洗。

（8）其他家庭成员应尽量减少与密切接触者及其用品接触。如避免共用牙刷、香烟、餐具、饭菜、饮料、毛巾、浴巾、床单等。餐具经过洗涤剂清洗和消毒后才可以再次使用。

（9）推荐使用含氯消毒剂，每天消毒家庭成员经常触碰的物品，如床头柜、床架及其他卧室家具。

（10）使用普通洗衣液和清水单独清洗密切接触者的衣物、床单、浴巾、毛巾等，或者用洗衣机以 60~90℃和普通家用洗衣液清洗，然后完全干燥上述物品。

（11）其他家庭成员穿戴好保护性衣物（如塑料围裙）和一次性手套后，再去清洁和触碰被密切接触者的人体分泌物污染的物体表面、衣物或床品。戴手套前、脱手套后要进行双手清洁及消毒。

（12）密切接触者要禁止随意外出、会客、探亲访友、参加聚会和前往人群密集地等行为，如果必须外出，经医学观察管理人员批准后方可，并要佩戴一次性外科口罩，避免去人群密集场所。

（13）如果密切接触者在居家医学观察过程中出现发热、乏力、咳嗽、气促和呼吸困难等症状，应立即向辖区卫生健康部门报告，由卫生部门安排 120 救护车转移到定点医疗机构诊治。

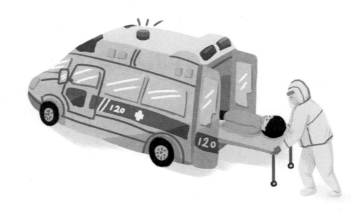

14. 去农贸市场购物时应如何做好防护？

（1）做好采购计划，尽快完成采购，减少在农贸市场滞留的时间。

（2）佩戴医用外科口罩或 KN95/N95 口罩。

（3）不接触、购买野生动物，尽量避免前往售卖活禽、牲畜的摊位。

（4）在农贸市场中，与他人交流时保持 1 米以上的安全距离。

（5）咳嗽、打喷嚏时，应当避开人群，用手肘内侧或纸巾将口鼻完全遮住。用过的纸巾立即丢弃到封闭的垃圾箱内。

（6）不随地吐痰。痰液应当用纸巾包裹，随后将纸巾丢弃至封闭的垃圾箱内。

（7）避免用手触摸眼、口、鼻。

（8）避免与农贸市场的垃圾废水接触。

（9）有条件时，咳嗽、打喷嚏、吐痰后及手脏时及时洗手。

15. 乘坐公共交通工具时应如何做好防护？

在乘坐公共交通工具时，乘客及司乘人员应佩戴医用外科口罩或 KN95/N95 口罩，长时间行程结束时及时弃用。有条件的人员可选择佩戴手套，一次性使用手套不可重复使用，其他重复使用手套需注意清洗消毒，可用流通蒸汽或煮沸消毒 30 分钟，或先用有效氯含量为 500mg/L 的消毒剂浸泡 30 分钟，然后常规清洗即可。

条件允许时，乘客之间尽量保持一定距离。听从公共交通工作人员的安排，做好个人防护。当有疑似或确诊病例出现时，听从工作人员的指令，听从安排进行排查检测，不可私自离开。

当公共交通工具上出现人员呕吐时，应立即采用消毒剂（如含氯消毒剂）或消毒干巾对呕吐物进行覆盖消毒，清除呕吐物后，再使用新洁尔灭等消毒剂进行物体表面消毒处理。

日常情况下，应保持公共交通工具上的环境整洁卫生，并采取预防性消毒措施；飞机、火车、地铁、公交车、轮船等公共交通工具运行结束后，对内部物体表面（如车身内壁、司机方向盘、车内扶手、桌椅等），采用有效氯含量为 250~500mg/L 的消毒剂进行喷洒或擦拭，也可采用有效的消毒湿巾进行擦拭；座椅套等纺织物应保持清洁，并定期洗涤、消毒处理。

此外，还要加强通风换气。日常情况下，可采用自然通风或机械通风。对飞机、高铁、地铁等相对密闭的环境，建议适当增加空调换风功率以提高换气次数，并注意定期清洁处理空调滤网；短途客车、公交车等有条件开窗的公共交通工具，有条件时可开窗低速行驶，也可在停驶期间开窗通风，保持空气流通。

当出现疑似或确诊病例时，应在专业人员指导下，在无人条件下选择过氧乙酸、含氯消毒剂、二氧化氯、过氧化氢等消毒剂，采用超低容量喷雾法进行消毒。

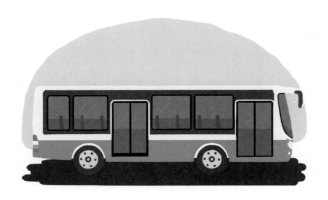

16. 公共场所应采取哪些预防措施？

（1）公共场所工作人员要自行健康监测，若出现新型冠状病毒感染的可疑症状（包括发热、咳嗽、咽痛、胸闷、呼吸困难、轻度纳食差、乏力、精神稍差、恶心呕吐、腹泻、头痛、心慌、结膜炎、轻度四肢或腰背部肌肉酸痛等），不要带病上班。

（2）若发现新型冠状病毒感染的可疑症状者，工作人员应要求其离开。

（3）公用物品及公共接触物品或部位要定期清洗和消毒。

（4）保持公共场所内空气流通。保证空调系统或排气扇运转正常，定期清洗空调滤网，加强开窗通风换气。

（5）洗手间要配备足够的洗手液，保证水龙头等供水设施正常工作。

（6）保持环境卫生清洁，及时清理垃圾。

（7）疾病流行地区，公众应尽量减少前往公共场所，尤其要避免前往人员密集和空气流通较差的地方。

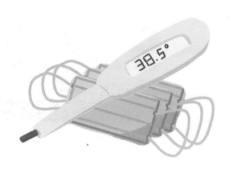

17. 公共场所如何做好日常清洁及消毒工作?

公共场所的日常清洁及预防性消毒工作,以清洁为主、预防性消毒为辅,应避免过度消毒,受到污染时随时进行清洁消毒。

(1)做好物体表面清洁消毒。应当保持环境整洁卫生,每天定期消毒,并做好清洁消毒记录。对高频接触的物体表面(如电梯间按钮、扶手、门把手等),可用有效氯含量为250~500mg/L 的消毒剂进行喷洒或擦拭,也可采用消毒湿巾进行擦拭。

(2)当出现人员呕吐时,应当立即用一次性吸水材料加足量消毒剂(如含氯消毒剂)或有效的消毒干巾对呕吐物进行覆盖消毒,清除呕吐物后,再使用季铵盐类消毒剂或含氯消毒剂进行物体表面消毒处理。

(3)加强餐(饮)具的消毒。餐(饮)具去残渣、清洗后,煮沸或流通蒸汽消毒 15 分钟,或采用热力消毒柜等消毒方式,或采用有效氯含量为 250mg/L 的消毒剂浸泡 30 分钟。消毒后应将残留消毒剂冲净。

（4）保持衣服、被褥、座椅套等纺织物的清洁，可定期洗涤、消毒处理。可用流通蒸汽或煮沸消毒30分钟，或先用有效氯含量为500mg/L的消毒剂浸泡30分钟，然后常规清洗。

（5）卫生洁具可用有效氯含量为500mg/L的消毒剂浸泡或擦拭消毒，作用30分钟后，用清水冲洗干净，晾干待用。

（6）当有疑似或确诊病例出现时，在专业人员指导下进行消毒处理。

注意事项：

含氯消毒剂对皮肤黏膜有刺激性，配置和使用时建议佩戴口罩和手套，儿童请勿触碰。含乙醇消毒液在使用时应远离火源。

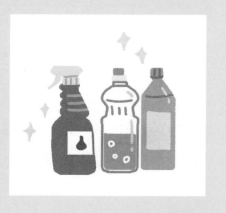

18. 幼儿园和学校如何做好日常防护工作？

（1）返校前有过疫情高发地区（如湖北等地区）居住史或旅行史的学生，建议居家观察 14 天，期满后再返校。

（2）学生返校后应每日监测体温和健康状况，尽量减少不必要的外出，避免接触其他人员。

（3）学生与其他师生在发生近距离接触的环境中，要正确佩戴医用外科口罩或 KN95/N95 口罩，尽量缩小活动范围。

（4）学校要密切监测学生的健康状态，每日两次测量体温，做好缺勤、早退、请假记录，如发现有学生出现可疑症状，应立刻向疫情管理人员报告，配合医疗卫生机构对其做好管理和各项消毒工作。

（5）学校应尽量避免组织大型集体活动。教室、宿舍、图书馆、活动中心、食堂、礼堂、教师办公室、洗手间等活动区域，建议加强通风清洁，配备洗手液、手消毒剂等。

（6）校方对因病误课的学生要开展网络教学、补课。对因病耽误考试者，应安排补考，不应记入档案。

19. 养老院如何做好日常防护？

（1）建立新型冠状病毒肺炎疫情防控工作机制：养老机构负责人全面负责防控工作，制定有效防控方案和应急预案，并组织实施，加强应急值守。

（2）加强进出人员管理：通过公告、电话、短信、微信、邮件等多种方式，向老年人家属发布养老机构防范疫情的安排和相关服务通知。暂停来访咨询接待业务，减少不必要的人员进出，对特殊情况（老年人病重、病危、病故、失能需由亲属长期陪伴照顾等）到访家属做好登记核查、体温检测、协助消毒、安全提示等工作。因特殊情况到访人员应当在指定的区域和路线活动，并遵守相关防控要求。根据防控需要，必要时实施封闭式管理，暂停接待外来人员探视和接收老年人新入住。

（3）管理返院人员：对因特殊原因外出后返回的老年人，应当了解其前期生活情况，并做好相关检查。如接触过疫区人员或接触过有感染症状的人员，要劝导其暂缓返回或在院内隔离区进行隔离，待医学观察期结束后返回生活区。

（4）避免人员聚集：养老机构内不举办聚集性活动。

（5）开展健康教育和心理调节：有针对性地开展新型冠状病毒肺炎疫情防控知识宣传，积极倡导讲卫生、除陋习，摒弃乱扔、乱吐等不文明行为，使老年人和工作人员充分了解健康知识，掌握防护要点。加强老年人和工作人员心理调节，纾解焦虑恐惧情绪，引导其保持正常的生活作息。

（6）保持良好卫生和健康习惯：指导老年人和工作人员保持良好的健康习惯，房间多通风，保持家居、餐具清洁，做好个人防护，正确佩戴医用外科口罩或 KN95/N95 口罩，保持手部卫生。规范供餐，不购买和食用野生动物（即野味），相关工作人员避免前往贩卖活禽或野生动物的市场。

（7）治理环境卫生：对老年人入住区域、垃圾箱等重点场所进行卫生清理，处理垃圾、污水、污物，消除鼠、蟑、蚊、蝇等病媒生物孳生环境，做好养老机构内消毒工作。

（8）准备物资：备置必需的防控物品和物资，如体温计、口罩、消毒用品等。

（9）监测健康状况：主动做好入住老年人和工作人员的健康监测，每日测量体温。对患有慢性病的老年人，加强营养和血压、血糖等指标的监测，规律用药，做好慢性病防控。

（10）及时就医：老年人若出现新型冠状病毒感染的可疑症状（包括发热、咳嗽、咽痛、胸闷、呼吸困难、纳食差、乏力、精神稍差、恶心、呕吐、腹泻、头痛、心慌、结膜炎、轻度四肢或腰背部肌肉酸痛等），应立即送医，并尽量避免乘坐公共交通工具，老年人及其陪护人员应始终佩戴口罩。一旦发现疑似感染的工作人员，应立即停止其工作，督促其到指定医疗机构检查。

20. 办公场所如何做好日常防护工作?

（1）交通出行：正确佩戴口罩。建议步行、骑行或乘坐班车、私家车出行。乘坐公共交通工具和班车时，务必全程佩戴口罩。途中尽量避免用手触摸车上物品。车辆内部及门把手建议每日用 75% 酒精擦拭消毒。

（2）进入办公区：进入办公区前自觉接受体温检测，体温正常可入办公区工作，并先到卫生间洗手。若体温异常，应回家隔离观察休息，必要时到医院就诊。

（3）办公室办公：保持办公区环境清洁，每天早、中、晚各打开门窗一次，每次自然通风 30 分钟以上。人与人之间保持 1 米以上距离，多人办公时佩戴口罩。

（4）组织或参加会议：建议佩戴口罩，进入会议室前洗手消毒。开会人员间隔 1 米以上。控制会议时间，会议室定时开窗通风 1 次。会议结束后对场地、家具、话筒、茶具等用品要进行消毒。

（5）外出公务：必须佩戴口罩出行，避开密集人群。与人接触时保持 1 米以上距离，避免在公共场所长时间停留。

（6）公务来访：进入办公区前进行体温检测，登记有无湖北接触史和发热、咳嗽、呼吸不畅等症状。无上述情况且体温正常者可进入办公区。接待者及外来人员双方都要佩戴口罩。

（7）工间运动：适当、适度进行工间操等活动。避免过度、过量运动而造成身体免疫力下降。

（8）食堂用餐：员工分批用餐，人与人之间保持 1 米以上的距离，避免人员密集。餐厅每日消毒 1 次，餐具用品高温消毒，保障食品安全与合理营养。或发放盒饭，让员工在各自办公区域用餐。

（9）下班回家：洗手后佩戴一次性医用口罩外出，回到家中摘掉口罩后洗手消毒。手机和钥匙使用消毒湿巾或75% 酒精擦拭。居室保持通风和卫生清洁，避免多人聚会。

（10）公共区域清洁消毒：每天进行环境卫生清洁，保持卫生整洁。地面、台面、座椅等物体表面可每天使用有效氯含量为 500mg/L 的消毒剂进行喷洒或擦拭消毒 1~2 次。有肉眼可见污物时，应随时进行擦拭消毒。

（11）物品清洁消毒：对高频接触部位，例如门把手、水龙头开关、座椅扶手、电梯开关及扶手等重点部位应重点消毒，使用有效氯含量为 500mg/L 的消毒剂或 75% 酒精每天擦拭消毒 2~3 次。座机电话每日用 75% 酒精擦拭 2 次，如果使用频繁可增加至 4 次。

（12）空调消毒：有条件的可采用循环风式空气消毒机，无人条件下可选用紫外线灯照射消毒。使用中央空调的密闭空间，可调节新风装置，加大新风量和换气量，或开启换气扇，以增加空气流通。对空调系统的初效滤网应每周清洁后采用有效氯含量为 250~500mg/L 的消毒剂喷洒或浸泡消毒 1 次。一旦发现确诊病例或疑似病例，应立即关闭空调通风系统，经专业人员维护并采取有效的清洗消毒措施后，方可重新运行，处置方法参照疫源地消毒技术指南。

（13）个人卫生：不随地吐痰。提倡手部卫生，洗手间配备洗手液、抹手纸或干手机，引导员工养成经常洗手、正确洗手（七步洗手法）的好习惯。

（14）后勤人员：服务人员、安保人员、保洁人员工作时须佩戴口罩，并与他人保持安全距离。食堂采购人员或供货人员须佩戴口罩和一次性橡胶手套，避免直接用手触碰肉禽类生鲜材料，摘手套后及时洗手消毒。保洁人员工作时还须戴一次性橡胶手套，工作结束后洗手消毒。安保人员应认真询问和登记外来人员状况，发现异常情况及时报告。

（15）应急处置：如员工被诊断为病例（或疑似病例），应及时联系当地疾病预控中心指导处理，并协助开展流行病学调查和卫生学处置。

四、心理调护篇

1. 面对疫情，大众会有哪些常见表现？

　　面对疫情，人们会出现不同程度的紧张、焦虑、恐惧等情绪，变得容易烦躁、容易愤怒。而且会将身体的各种不适与"疫情"联系起来，格外关注自己和家人的身体状况。会反复查看疫情的进展消息，在家里坐立不安。这些心理的变化还会引起一些躯体症状，比如轻微的胸闷、气短、食欲下降、头痛、心悸等。还有人会出现入睡困难、睡眠浅、早醒、做噩梦，甚至出现心率加快、血压升高、体温升高等情况。

2. 隔离患者会有哪些心理应激反应？

　　由于隔离病人处于疫情的中心地带，他们的应激反应比大众严重得多。突然被限制了人身自由，他们会感到恐慌、沮丧、孤独和愤怒，既担心自己的健康、家庭、工作和未来，又害怕死亡，有被抛弃的感觉。有的人会抱怨命运不公，有的人则不停懊悔自己的行为导致发病。在这种状态下，有些人会反复要求医学检查，挑剔病友或医务人员的行为；有些人会拒绝服用某些药物或要求使用某些药物；有些人变得过于依赖家人、医生；还有些人会出现过激行为。这些心理变化会加重他们的躯体症状，使他们表现出与肺部感染严重程度不符合的胸闷、气促、失眠、食欲下降等症状。

3. 如何将疫情告知孩子?

不同年龄的孩子对疫情的理解程度是不一样的。家长在考虑要不要将疫情告知孩子、如何告知孩子的时候首先要考虑孩子的年龄。

（1）对婴幼儿来说，他们还无法理解疫情，疫情本身对他们的心理影响不大，影响他们的主要是抚养人的反应。如果抚养人因病被隔离，或者抚养人过度焦虑，那么婴幼儿也有可能出现焦虑，表现为哭闹、作息规律打乱、食欲差、发育倒退等。

（2）对学龄前儿童来说，家长可以利用绘本、动画、故事等形式给孩子讲解病毒和人体的相关知识，让他们认识到新型病毒的危害，配合家长做好个人防护。

（3）学龄期儿童对疫情已经有一定的理解能力，他们的反应往往取决于当地的疫情严重程度。家长在做好自己心理建设的同时，要关注学龄期儿童的情绪，给他们安排好居家学习计划，让他们的居家生活充实、有意义。

（4）青少年对疫情的理解能力已接近成人，且正处于学业压力比较大的阶段，难免会担忧自己的学业及将来，家长要冷静、客观地与他们讨论疫情，帮助他们疏导压力，使他们尽快将注意力集中到学习上来。

4. 如何减轻疫情带来的心理负担?

（1）从权威媒体了解疫情和相关防护知识信息。不盲目相信网络上各种引起大众恐慌、焦虑的文章，不从各种社交媒体打听小道消息而使自己心乱。

（2）采取积极有效的预防措施。化恐慌为行动，认真做好个人防护，尽量少出门，避免到人多的地方，出门戴口罩、勤洗手，居室勤通风、做好清洁消毒工作，相信只要科学预防就能避免感染。

（3）多与朋友交流，必要时可寻求线上心理咨询。可以通过电话、视频等方式与朋友交流，互相鼓励，相互支持。如果焦虑、恐慌情绪比较严重，影响了自己的正常生活时可寻求专业人士的帮助。

（4）有症状及时处理。如果出现了发热、咳嗽等症状，自己无法判断是普通感冒还是新型冠状病毒感染时，不要一个人在家里胡思乱想，要及时向医生求助。目前各大医院都开通了"网上发热咨询门诊"，可以线上咨询医生，避免了去医院就诊容易感染新型冠状病毒的风险。

（5）正视并接纳自己的情绪。面对未知的病毒，我们很难做到淡定，有焦虑、恐慌等情绪是很正常的。不要怀疑自己是不是太脆弱，是不是本来就有心理疾病等。允许自己哭一哭，允许自己有这些负面情绪，不要苛求自己。

5. 哪些居家活动可以缓解焦虑?

（1）读书：去年买回来的书都读完了吗？不妨利用这段时间读一读一直想读而没有时间读的书，读书能让人心绪平和，好书还能给人有益的启发。

（2）书法、绘画：写字、画画都能放松情绪，让人身心愉悦，有书法、绘画爱好的人可以在家通过这两种方式缓解焦虑。

（3）听音乐：舒缓美妙的音乐可以调节情绪、放松身心，感到焦虑、恐慌的人们不妨在家多听听音乐。

（4）整理房间：趁这个时间可以好好收拾一下家，干净整洁的房间能带给人好心情，整理的人也会获得成就感。

（5）养花种草：浇浇花、翻翻土，花的芬芳和叶的绿意能将人从不良情绪中解放出来。暂时告别快节奏的生活，调整好自己的心态，将来以更加饱满的精神状态投入到学习和工作中。

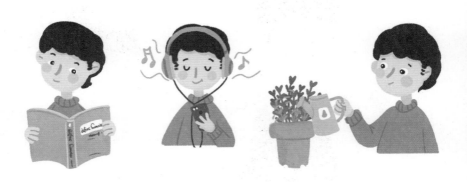

6. 居家运动应注意什么？

运动不仅能增强我们的免疫力，还能改善我们的情绪，即使我们不能出门也别忘了做做运动。居家运动应注意以下几点：

（1）不要高强度运动。特殊时期，进行运动有利于强身健体，但要避免高强度运动，尤其是平时不太愿意运动的人。因为偶尔的高强度的运动之后，短时间内免疫力会出现暂时下降。这个时候往往容易被病原体感染。要避免"临阵磨枪，不快也光"的概念，这完全行不通。

（2）居家运动，可以做做广播体操，打打太极拳，练练易筋经、八段锦、瑜伽等。也可以做一些能够提升心肺功能的练习，比如俯卧撑、原地跑、原地抬腿跑、高抬腿，这些运动量稍大，但是可以让血液循环进一步加快，提升和外界气体的交换，提升抵抗力。如果运动后身体出现出汗等情况，应延缓开窗通风，以免冷空气进入室内而着凉。

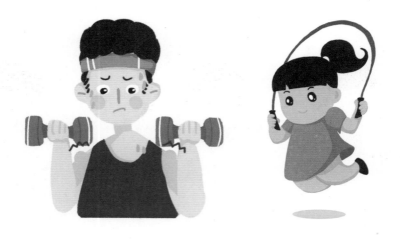

7. 因焦虑而失眠怎么办？

在新型冠状病毒肺炎防控的关键时期，我们每个人都可能或多或少产生担忧或恐惧。面对疫情，出现入睡困难、频繁醒来、早醒、睡眠表浅及白天精力不足、困倦等失眠症状，这是人们在面对外界压力和应激性事件时常常会出现的正常现象。这时候需要正确看待和面对，学会接受，不必对此过度担忧。但是，如果不能很好地调整心态，则容易转化为慢性失眠，甚至发展为抑郁症、焦虑症等。因此，在防控疫情时期维持良好的睡眠非常重要。

如果出现了失眠的情况，应该怎么做呢？

（1）维持规律的睡眠时间和睡眠习惯

① 只需睡到第二天恢复精力即可。在床上待过多的时间，会导致片段睡眠或浅睡眠。

② 每天同一时刻起床，一周七天全是如此。每天同一时间起床，同一时刻就寝，可以建立正常的"生物钟"。

③ 夜间失眠时不要试图入睡，这样可能会加重入睡困难。起床、离开卧室，并做一些温和的活动，如读书报、听音乐等，当感到困倦时再上床。

④ 把闹钟放到床下或较远的地方，不要看到它。反复看时间会引起担心、愤怒和挫败感，这些情绪会加重失眠。

⑤ 避免白天午睡或打盹。白天保持清醒状态有助于夜间睡眠。

（2）保持良好的行为习惯

① 运动有助于减轻入睡困难并加深睡眠。制订锻炼时

间表并遵照执行，可选择在白天或傍晚的固定时间运动。注意不要在睡前 2 小时内进行运动。

② 睡前 1.5~2 小时进行热水浴，有助于增加深睡眠。

③ 睡前 1.5 小时内避免接受强的刺激。不做容易引起兴奋的脑力劳动或观看容易引起兴奋的或恐怖性的书籍和影视节目。避免与人争论。

④ 睡前 1 小时内避免接触手机、游戏机、平板电脑、电脑、电视等带发光屏幕的电子设备。

⑤ 别把问题带到床上。烦恼会干扰入睡，并导致浅睡眠。晚上要早点解决自己的问题或制订第二天的计划。如果躺在床上仍感到控制不住地想东西，可采取记录"烦恼记事本"的方法：把头脑中的想法全部写在本子上，然后把本子合上，放在床头的抽屉里，告诉自己："我的烦恼都已经写在记事本上了，现在我可以睡觉了。"这有助于减少烦恼，帮助入睡。

（3）营造舒适的睡眠环境

① 确保卧室不受光线和声音的干扰。舒适、安静的睡眠环境有助于减少夜间觉醒。铺上地毯、拉上窗帘、关上门都会有所帮助。必要时可戴眼罩、耳塞。

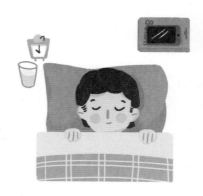

② 确保寝具舒适，舒适的寝具可帮助入睡。

8. 面对疫情，自己和家人如何做好心理防护？

新型冠状病毒肺炎疫情时刻牵动着大家的心，全民防控工作进入关键时期，打赢心理战也至关重要。

一般来说，可以从以下几个方面入手：

（1）要关注可靠信息，科学全面认识疾病，减轻对未知的恐惧。要通过政府、权威机构发布的信息，了解本次疫情的相关情况和防控知识。避免对疫情信息的过度关注，减少不科学信息导致的过度恐慌，不信谣、不传谣。

（2）要有条不紊地安排自己的日常生活，不要让自己闲着。心理学有种说法，叫"注意力等于事实"，关注什么，心理就会产生什么。越是过分关注疫情，内心越容易被疫情充斥，容易产生焦虑、害怕、惶恐等情绪。要保证充足的睡眠和营养，保持良好的饮食习惯、卫生习惯、锻炼习惯。可以做一些平时很想做但一直没有时间做的事情，比如多陪伴自己的家人，或是看一些经典的电影，和许久未联系的朋友通讯联系等。

（3）进行自我心理调适，摆脱负性情绪，注入正能量。例如：认识到出现负面情绪很正常，接纳这些情绪反应，不指责埋怨自己；学习放松技巧，帮助平复情绪，缓解焦虑；利用社会支持系统，寻求家人、朋友的帮助，通过沟通交流，舒缓不良情绪，获得有效支持；及时寻求专业帮助。如果不良情绪难以自我调节，且影响正常生活、工作，及时寻求精神卫生、心理健康专业人员的帮助。

9. 居家隔离的人们如何调节自己的情绪?

疫情期间有很多人需要进行居家自我隔离观察,接受医学观察的人们难免担忧、焦虑,需要好好调节自己的情绪。

(1)我们首先要理解,短暂的隔离是为了自己和更多人的健康,要坦然接受,不抱怨,不愤怒。

(2)与新型冠状病毒感染者有过接触并不一定会发病,即使发病只要我们科学应对也可以治愈,要树立战胜病毒的坚定信念。

(3)保持健康的生活方式,作息规律,均衡营养,适度运动,提高自己的抵抗力。

(4)只关注权威媒体发布的信息,避免过度刷手机新闻加重恐慌情绪。

(5)通过听音乐、看书、画画等自己喜欢的方式来放松身心。

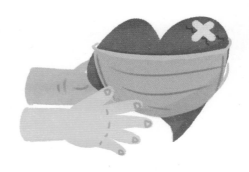

(6)保持与家人、朋友的联系,向他们倾诉自己的想法,获得鼓励和支持。

10. 在医院隔离治疗的患者如何调节自己的情绪？

（1）接受生病的事实，树立战胜疾病的信心。

（2）信任医护人员，积极配合治疗。

（3）向医护人员了解自己的病情变化，不要猜疑自己的病情。

（4）不过分关注疫情信息，多关注积极正面的新闻。

（5）尽量保持正常的作息，适度运动，不断鼓励自己。

（6）如持续处于严重的焦虑、恐慌等不良情绪中，应及时请求专业心理医生的帮助。

11. 奋战在一线的医护人员如何调节自己的情绪？

医护人员奋战在抗击新型冠状病毒感染的第一线，每天面临繁重的临床工作，身体和心理都很疲惫。同时也害怕家人为自己担心，为自己不能照顾家人而自责。当看到病人非常痛苦，自己虽竭尽全力却疗效不佳时，又会产生挫败感。这些都会导致医护人员情绪低落。针对这些情况，医护人员可以通过下面一些方式来调节自己的情绪。

（1）在进入疫情一线工作之前，接受业务培训的同时了解工作后可能出现的这些应激反应，在心理上有所准备。

（2）适当休息，保证充分的睡眠和饮食。

（3）保持与家人和朋友的联系，同事之间互相支持、互相鼓励。

（4）允许自己示弱，当感觉压力无法承受时，及时向领导同事诉说。接纳自己的情绪，允许自己哭泣，医护人员不是钢铁，也会有情绪，也会恐惧、焦虑、害怕。要坚信自己有这些情绪是正常的，千万不要否定自己。

（5）当不良情绪持续存在，且影响工作生活时，应及时寻求专业心理医生的帮助，接受线上心理辅导。

12. 疫情期间如何调剂家庭氛围？

疫情期间，两代人、三代人甚至是四代人生活在一起，因为生活习惯和观念的不同，会有很多矛盾。加上疫情引起的恐慌、焦虑、烦躁，家人之间很容易爆发争吵。这种不愉快的家庭氛围对家庭中的每一个人都不利，因此作为家中支柱的中青年人要学会调剂家庭氛围，让大家团结一致，共同度过这段特殊的时光。

（1）家人之间要学会互相尊重，试着站在对方的角度考虑问题，努力去理解和包容。

（2）家人之间要多沟通，让其他人了解自己的工作和生活，理解自己的压力和选择。

（3）耐心倾听家人的想法，不要急于否定。

（4）遇到问题一起想办法解决，商量一个大家都能接受的解决方案。

（5）心态平和，不大吼大叫。

（6）珍惜家人之间相处的时间，策划一些可以给家人留下美好回忆的家庭活动。

五、常见误区篇

1. 熏醋可以杀灭新型冠状病毒吗？

熏醋不能杀灭新型冠状病毒。紫外线、加热56℃及以上且持续30分钟，以及乙醚、75%乙醇、含氯消毒剂、过氧乙酸和氯仿等脂溶剂均可有效杀灭病毒，氯己定不能有效灭活病毒。其中，加热可以使病毒的蛋白质等生物大分子变性，从而失去活性。乙醚、75%乙醇、含氯消毒剂、过氧乙酸和氯仿等脂溶剂，可直接或通过氧化等作用间接导致蛋白质等生物大分子变性，从而使病毒失去活性。熏醋主要使用的是食醋，食醋的醋酸含量为5%~8%，pH值为2.9，新型冠状病毒可以在这种环境下生存。如果进行熏蒸，将醋里的醋酸蒸发到空气中，提升空气中醋酸的浓度非常有限，完全没有任何杀毒效果。另外，空气中醋酸浓度升高，会刺激呼吸道黏膜，引起咽喉不适、恶心、呼吸困难等。

2. 抗生素能治疗新型冠状病毒肺炎吗？

抗生素不能治疗新型冠状病毒肺炎。新型冠状病毒肺炎的病原体是病毒，而抗生素是治疗细菌感染的，服用抗生素不但没有预防作用，而且有可能发生药物不良反应，引起肠道菌群失调。因此，以预防新型冠状病毒肺炎为目的而服用抗生素是错误的。

3. 补充维生素 C 可以预防新型冠状病毒肺炎吗?

补充维生素 C 不可以预防新型冠状病毒肺炎。维生素 C 有很多生理作用,可以帮助机体维持正常的免疫功能,具有抗氧化作用,但服用维生素 C 通常只是辅助治疗手段。维生素 C 本身并没有抗病毒的作用。过量补充维生素 C,还可能导致肠胃不适、皮疹、泌尿系结石等。

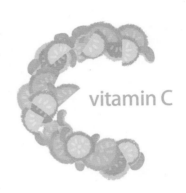

4. 接种了流感疫苗就不易被新型冠状病毒感染了吗?

这种说法是错误的。疫苗是将病原微生物及其代谢产物经过人工减毒、灭活或利用转基因等方法制成的,用于预防传染病的自动免疫制剂。疫苗保留了病原体刺激人体免疫系统的特性,简单来说就是弱化版的病毒。疫苗进入身体后,引发免疫系统工作并记住病毒,等以后相似的病毒入侵身体时,免疫系统便会依循其原有的记忆更快地杀灭它。因此,专家要对病原体进行分离,找到可以引起保护性免疫的成分,再进行分析设计来制备疫苗。流感病毒与新型冠状病毒的毒株并不相同,所以即使接种了流感疫苗,对新型冠状病毒也无预防作用,仍然会被感染。

5. 戴多层口罩能更好地预防新型冠状病毒感染吗？

不能。戴一个口罩就可以了，针对新型冠状病毒，医用外科口罩和 KN95/N95 及以上颗粒物防护口罩都可以有效防护。就医用外科口罩而言，只要正确佩戴合格产品，只需一个就能达到预期的防护效果。戴多个口罩理论上可以更好地阻断飞沫传播，但会增加通气阻力和佩戴的不适感。因为空气无法从正面进入鼻腔，只能从侧面进入，反而起不到很好的防护效果。口罩作为预防呼吸道传染病的过滤屏障，可以降低新型冠状病毒感染的风险，所以合理选择并正确佩戴口罩很有必要。

6. 使用过的 KN95/N95 口罩消毒后可继续使用吗？

不可以。口罩一般情况下是一次性使用的，在特殊情况下（比如口罩供应不足），KN95/N95 口罩可以在严格限定的条件下"延长使用期限"或"有限重复使用"，限定条件包括正确佩戴、没有破损、没有被呼吸道分泌物或体液污染、没有导致呼吸困难等。即使满足这些限定条件，重复使用也有次数限制，厂家会标注可以重复使用的次数，如果没有标注，那就不要超过 5 次。用过的口罩用微波炉消毒或喷洒酒精消毒，这样做不但不能确保杀灭新型冠状病毒和其他有害微生物，还有可能造成口罩变形、过滤纤维损坏而使口罩丧失保护作用，因此最好不要重复使用口罩。

7. 盐水漱口可以预防新型冠状病毒感染吗？

盐水漱口不能预防新型冠状病毒感染。盐水漱口有利于清洁口腔和咽喉，对于咽喉炎有辅助治疗作用。但是新型冠状病毒侵犯的部位在呼吸道，漱口没有办法清洁呼吸道。目前也没有任何研究结果提示盐水对新型冠状病毒有杀灭作用。

8. 抽烟能够预防新型冠状病毒肺炎吗？

抽烟不能预防新型冠状病毒肺炎，吸烟不仅无法对新型冠状病毒感染产生任何的预防作用，而且还会刺激呼吸道，烟草中的有害物质还会损伤肺功能，降低身体免疫力，增加感染概率，而且感染新型冠状病毒后发生重症的风险也会更大。此外，二手烟也会危害周边人的健康。

9. 喝酒可以降低新型冠状病毒感染风险吗?

喝酒不能降低新型冠状病毒感染的风险。乙醚、75% 酒精、含氯消毒剂、过氧乙酸和氯仿等脂溶剂均可有效灭活病毒。酒精的确能杀死病毒,但是需要用 75% 酒精消毒产品,而且只能用于体表消毒。喝进身体的白酒,只会被吸收代谢,不会对病毒有杀灭作用。

10. 打开空调提高室温可以杀灭室内新型冠状病毒吗?

不可以。在 56℃的温度下,持续 30 分钟,可以有效灭活新型冠状病毒,通过打开空调取暖是达不到这一温度的,不足以杀死病毒。整日开空调反而使室内空气不流通。需要注意的是,这里讨论的是病毒在体外的存活情况。因为病毒在体内有非常适合的生存环境,所以体内的病毒不会受外界环境温度影响。

11. 用 56℃的热水洗澡能对抗新型冠状病毒吗?

洗热水澡不能对抗新型冠状病毒。研究认为,新型冠状病毒需要在 56℃高温下持续 30 分钟才可被杀灭,人体不可能承受 56℃的热水洗浴且持续 30 分钟，这样反而有可能得热射病（相当于重症中暑），危及生命安全。另外，人体的体温是相对恒定的，洗热水澡无法提升体内温度，如果真的感染了新型冠状病毒，仅仅靠洗热水澡并不能消灭侵入人体中的病毒。

12. 吃大蒜可以对抗新型冠状病毒吗？

不可以。大蒜含有大蒜素，可以发挥抗菌作用，特别是对一些肠道和呼吸道致病细菌有抑制和杀灭作用。大蒜素的抗菌作用是事实，但是对新型冠状病毒，目前没有临床试验数据证明其有抗新型冠状病毒的作用。平常喜欢吃大蒜的，吃一些也无可厚非，但是不要指望它能抗新型冠状病毒。

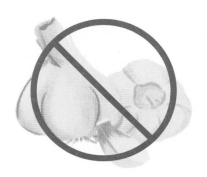